AF457260

DE LA LIBERTÉ ABSOLUE

DONNÉE AUX MALADES

DANS L'USAGE DES EAUX MINÉRALES

ET DE

L'INSPECTION ÉTABLIE PRÈS DE CES EAUX

LETTRE

A M. LE MINISTRE DE L'AGRICULTURE, DU COMMERCE ET DES TRAVAUX PUBLICS

PAR

Le docteur V. J. GERDY

Agrégé libre de la Faculté de Paris,
Correspondant de l'Académie impériale de médecine,
Médecin-inspecteur des eaux d'Uriage, etc.

> « En donnant aux malades le droit d'user des eaux minérales comme bon leur semble, l'art. 15 du décret de 1860 a ouvert une voie qui doit logiquement conduire à la liberté pour tous de pratiquer, avec ou sans diplôme, la médecine et la pharmacie. Il est le premier pas dans cette voie qui aboutit à l'anarchie médico-pharmaceutique de l'Angleterre. »

PARIS

IMPRIMERIE DE E. MARTINET

RUE MIGNON, 2

1864

DE LA LIBERTÉ ABSOLUE

DONNÉE AUX MALADES

DANS L'USAGE DES EAUX MINÉRALES

ET DE

L'INSPECTION ÉTABLIE PRÈS DE CES EAUX

MONSIEUR LE MINISTRE,

L'organisation médicale des eaux minérales a été mise en discussion depuis l'année dernière, et autour de cette question s'agitent des intérêts divers. Je ne dis pas des intérêts opposés, car je suis convaincu qu'on s'est fait à cet égard de fausses idées, qu'en réalité ces intérêts sont au moins en bonne partie solidaires, et que la défaite des uns, loin d'être un avantage pour les autres, serait, au contraire, préjudiciable à tous ou à presque tous.

Quoi qu'il en soit, vous avez entendu successivement chacune des opinions : d'abord les médecins libres, ou pratiquant aux eaux minérales sans titre officiel, qui réclament l'égalité absolue entre tous les médecins des stations thermo-minérales, et par conséquent la suppression de l'inspectorat ; puis les inspecteurs qui réclament, au nom de l'intérêt public et au nom de leurs droits acquis, le maintien de l'organisation actuelle ; ensuite une partie des propriétaires des sources qui demandent à être délivrés d'une surveillance qui les blesse; enfin, vous avez entendu d'autres voix encore qui demandent, non pas la suppression de l'inspection, mais le remplacement des fonctionnaires actuels par des inspecteurs départementaux ou régionaux, etc. De part et d'autre on a fait valoir des raisons plus ou moins bonnes; mais derrière ces raisons il y a des intérêts personnels, et par cela même, comme il arrive le plus souvent, les raisons n'ont été accueillies qu'avec défiance.

En venant accomplir ce que je considère comme un devoir de ma position, en vous apportant le tribut de l'expérience acquise par vingt-huit ans de pratique aux eaux minérales, je regrette, Monsieur le Ministre, de ne pouvoir vous faire entendre une de ces voix puissantes qui dominent les questions; mais du moins c'est une voix complétement désintéressée, car, depuis quelques années déjà, je sens le besoin de renoncer à des fonctions trop fatigantes pour ma santé, et avant de vous remettre ce travail, je voulais déposer dans vos mains ma démission. Si, en raison de l'époque où nous sommes arrivés et où s'ouvre la saison thermale, j'ai dû, à la demande du propriétaire des eaux d'Uriage, ajourner l'exécution de mon projet à un moment plus opportun, ce n'est qu'un retard de quelques mois, et dès aujourd'hui je suis personnellement en dehors du débat. Je puis donc aborder l'examen de cette question avec une indépendance que personne, j'espère, ne suspectera, et avec une sérieuse connaissance pratique du sujet.

J'ajouterai même que, sous ce rapport, je me trouve dans une situation, je crois, exceptionnellement favorable. En effet, avant d'être médecin inspecteur des eaux d'Uriage, j'avais pratiqué la médecine près de ces eaux, pendant trois ans, sans titre officiel et comme médecin libre, à côté d'un inspecteur, et j'ai pu par moi-même apprécier complétement les résultats de cette position, à une époque où les prétentions de certains inspecteurs créaient des difficultés qui depuis longtemps déjà ont disparu, du moins pour la plus grande partie. D'ailleurs, attaché à un établissement particulier dans lequel les malades ont toujours joui d'une liberté aussi entière que possible, j'ai passé ma vie de praticien sous ce régime, traditionnel dans la localité, et le décret de 1860 n'a apporté aucun changement dans ma position. Enfin, j'ai toujours été dans de très-bons rapports avec le propriétaire des eaux, M. le comte de Saint-Ferriol, ainsi que l'atteste la lettre qu'il a publiée dans la *Gazette des Eaux* du 21 janvier 1864, où il veut bien dire de l'inspecteur actuel d'Uriage, « qu'il aime sa personne, qu'il estime son caractère et qu'il apprécie ses services. » J'ai pu le déterminer, par mes conseils et mes observations sur les conditions de la source d'Uriage, à entreprendre des travaux de captage très-considérables et très-dispendieux, mais qui ont produit des résultats fort importants ; et si parfois, ce qui était inévitable dans une période de vingt-huit années, des dissentiments se sont élevés entre nous, ils n'ont jamais altéré mes sentiments pour un homme éminemment honorable. C'est donc sans injures à venger, sans griefs personnels à faire valoir, sans rancunes à satisfaire, comme sans intérêts de présent ou d'avenir, que je viens à mon tour prendre la parole dans ce débat.

J'ai dit que, depuis vingt-huit ans, j'avais pratiqué la médecine sous le régime de la liberté, liberté absolue pour tous les médecins de traiter des malades aux eaux d'Uriage, et de les traiter comme bon leur semblait ; liberté pour les malades, non-seulement de recevoir les soins du médecin qu'ils préféraient, mais même de se traiter sans conseils. J'ai donc pu connaître parfaitement la liberté aux eaux minérales, puisque j'ai passé ma vie avec elle, et même, si vous voulez me permettre cette expression, en faisant avec elle bon ménage, durant une si longue période. Mais, si j'ai pu apprécier ses qualités, j'ai pu aussi constater ses défauts, et maintenant que je suis désintéressé dans la pratique thermale, je vous demande la permission, avant d'aborder la question de l'inspectorat, de vous signaler les inconvénients et les dangers d'une liberté exagérée.

Du libre usage des eaux minérales.

Une personne de l'arrondissement, se rendant à Uriage pour y prendre les eaux pendant quelques jours, conduisit avec elle sa nièce, enfant d'environ huit ans, en mauvais état de santé, débile, sans appétit et digérant mal. En arrivant à Uriage, la tante, qui n'avait garde de consulter un médecin, fit boire à la pauvre petite huit verres d'eau minérale, c'est-à-dire à peu près deux litres d'une eau très-active et qui purge ordinairement les adultes à la dose de cinq ou six verres. L'enfant fut beaucoup plus souffrante que d'habitude et ne put rien manger de la journée. Cela fut attribué à ce qu'elle n'avait pas bu assez d'eau le matin, et il fut convenu que le lendemain elle en boirait davantage. Le lendemain, en effet, il fallut recommencer, et la petite en avait déjà bu six verres, lorsque, fort heureusement pour elle, sa mère vint voir ce qui se passait. Elle trouva l'enfant pleurant et gémissant de la torture qui lui était imposée, rouge, brûlante et pouvant à peine se soutenir sur ses jambes. Alors elle me l'amena, malgré la tante, qui voulait continuer à la faire boire. Une fièvre violente, une irritation telle de l'estomac et des intestins que l'on ne pouvait exercer sur le ventre la plus légère pression sans que le facies se contractât douloureusement, etc., ne me laissaient pas la moindre incertitude, et tout ce que je pus faire, ce fut de conseiller que l'on remmenât immédiatement cette petite fille, pour la mettre au lit, la traiter par les bains d'eau douce, les cataplasmes et les boissons adoucissantes. Je ne sais ce qui en est advenu; mais, en tout cas et en supposant que les accidents provoqués par cette imprudence n'aient pas eu de suites très-fâcheuses et de trop longue durée, il n'est pas douteux pour moi que si la mère n'était pas venue fort à propos au secours de sa fille, la tante continuant de la faire boire, sous prétexte *de chasser la mauvaise humeur qui la rendait malade*, il en fût résulté de fort graves conséquences.

La loi protége les enfants contre les mauvais traitements que leur infligent des parents dénaturés : et c'est justice. Elle les protége contre les excès de travail que leur imposerait la cupidité des patrons ou la misère des familles dans les ateliers et manufactures : et c'est justice encore. La loi ne peut-elle donc rien faire pour de malheureux enfants, d'autant plus intéressants que d'ordinaire ils sont malades ou souffreteux, et que des parents dénués d'intelligence condamnent à avaler, coup sur coup, de nombreux verres d'une eau minérale qui est souvent fort irritante, quand elle n'est pas employée à propos, et surtout quand elle est employée à dose immodérée ?

Mais ce ne sont pas seulement les enfants que je voudrais voir protéger dans les stations d'eaux minérales comme on les protége ailleurs, ce sont aussi les imprudents ou les insensés qui s'y livrent à des folies de nature à compromettre leur santé de la manière la plus grave et parfois leur vie, comme celui que j'ai cité ailleurs et qui avait bu soixante-et-onze verres d'eau minérale avant déjeûner. Je pourrais en citer bien d'autres. Un pauvre garçon d'un village situé à deux ou trois lieues vient me consulter un jour. Aprés l'avoir examiné et avoir constaté un mauvais état de l'estomac, je lui déclare que l'emploi des eaux à l'intérieur lui serait très-nuisible, et qu'il doit bien se garder d'en boire, mais que les bains lui seront favorables et que, s'il veut m'apporter un certificat d'indigence, je lui donnerai tous les bains dont il aura besoin. Je le croyais parti. Le lendemain, on m'appelle en toute hâte pour un malheureux qui venait de tomber mort à la porte de l'établissement. J'accours et je reconnais mon paysan de la veille. Je m'informe et j'apprends qu'après avoir bu la veille vingt-cinq verres d'eau minérale, dont il s'était bien gardé de me parler, il venait d'en boire encore quinze, malgré ma défense. Après le quinzième, il était tombé sur la route, dans l'état où je le voyais. Il n'était pas mort, je crois, mais il était depuis quelque temps déjà sans connaissance et dans un état extrêmement alarmant. Pendant que j'étais retourné chez moi pour me procurer les moyens de combattre cet état, Uriage n'ayant point de pharmacie à cette époque, des habitants de son pays, qui vinrent à passer, le portèrent sur leur voiture, sans qu'il donnât davantage signe de vie, et le remmenèrent à son village. Je n'en ai eu depuis aucune nouvelle, n'ayant pu le suivre en un moment où l'établissement, encombré de malades, réclamait toute mon attention.

J'ai rencontré souvent, à Uriage, durant les premières années de ma pratique dans cet établissement, un banquier lyonnais qui fréquentait ces eaux chaque été. Il approchait de la soixantaine, se plaignait de souffrir habituellement de la tête, avait un caractère un peu difficile, irritable, ne supportant pas la contradiction, et se traitait sans conseils de médecin. Un jour le receveur des bains, homme de beaucoup de bon sens et ayant acquis quelque expérience des effets de la médication thermale, me témoigna de l'inquiétude au sujet de ce malade, qui s'était mis à prendre des douches chaudes sur la tête, pour combattre ses douleurs.

On n'avait pas osé lui faire d'observations, dans la crainte de l'irriter et de provoquer peut-être des plaintes bruyantes. Je n'avais eu avec lui que des rapports de bon voisinage et de commensalité. Néanmoins je crus devoir intervenir, non pas à titre de consultant, mais à titre officieux seulement. Je lui représentai, avec les précautions convenables, que les douches chaudes sur la tête pouvaient et devaient probablement amener une congestion du cerveau, d'autant plus à craindre chez lui qu'il souffrait habituellement de ce côté, et produire peut-être par suite des accidents fort graves. Je parvins à lui faire abandonner le mode de traitement qu'il avait entrepris. C'était sans nul doute fort à propos et peut-être bien à temps, car deux ou trois ans plus tard il succombait à une maladie cérébrale, dans une maison de santé consacrée à ce genre d'affections. Il est à peu près certain que le travail morbide de l'encéphale avait commencé déjà à l'époque où j'avais eu l'occasion d'intervenir auprès de lui, et que les douleurs habituelles de la tête et l'irritabilité du caractère étaient les premiers symptômes de cet état. Que serait-il arrivé, si je n'avais été averti par l'intelligence d'un employé, et si ce malade avait continué de prendre des douches chaudes sur le crâne? Que n'avait-on pas à redouter surtout si, comme il le demandait, on en avait élevé la température, car on avait eu la précaution de les lui donner peu chaudes d'abord?

Niera-t-on la valeur de ce fait, parce qu'il ne relate pas d'accidents immédiats? Mais tout le monde comprend de reste le danger d'une telle médication en pareil cas, et les conséquences qu'elle eût dû entraîner si elle avait été poussée plus loin. D'ailleurs, s'il était nécessaire de prouver, par des faits malheureux, le danger que présentent les douches lorsqu'elles sont mal à propos appliquées, ou bien employées sans les précautions convenables, je pourrais citer une jeune dame de Lyon qui, pour avoir pris une douche ascendante vaginale plus chaude qu'elle les prenait d'ordinaire et avoir ainsi outrepassé ma prescription, éprouva immédiatement après, de vives douleurs, avec une très-forte tuméfaction du ventre et tous les graves symptômes d'une péritonite commençante. Ces accidents furent heureusement arrêtés par une large saignée et des bains d'eau douce de plusieurs heures de durée. — Je pourrais citer une autre dame qui, pour avoir pris, après s'être bien trouvée d'abord de l'emploi de ce moyen, une dernière douche ascendante *rectale* qu'elle laissa continuer le double du temps prescrit, fut atteinte d'une inflammation très-intense des intestins, qui alla jusqu'à compromettre un moment son existence et la retint plusieurs semaines dans son lit. — Je pourrais citer également plusieurs personnes qui, après avoir douché imprudemment des parties affectées d'une maladie de la peau, ont éprouvé des exacerbations violentes et douloureuses, heureusement sans influence grave sur l'ensemble de leur santé, mais de nature à retarder la guérison et parfois à la compromettre, en décourageant les malades et les portant à renoncer au traitement.

Bien d'autres faits encore pourraient trouver place ici, mais j'en ai dit assez sur ce point, où je suis certain de ne pas rencontrer beaucoup de contradicteurs. Généralement on est disposé à reconnaître que les douches sont une ressource précieuse pour la médication thermale, un moyen puissant, mais qui, par cela même, serait dangereux s'il n'était pas appliqué avec circonspection. Aussi, depuis plus de vingt ans, le propriétaire des eaux d'Uriage avait-il décidé, d'après mes observations, que les douches n'y seraient plus administrées sans la prescription formelle et explicite d'un médecin. Ce n'était point, je dois le faire remarquer, un monopole au profit de l'inspecteur, attendu que les mêmes droits étaient reconnus à tous les médecins. Et ce que je viens de dire là n'infirme point, d'ailleurs, ce que j'ai dit plus haut de la liberté dont les malades ont toujours joui dans cet établissement : toujours, en effet, ils y ont eu pleine et entière liberté de faire usage des eaux en boisson et en bain, ce qui constitue, à proprement parler, le traitement ordinaire, et ce qui est malheureusement la source la plus habituelle des abus et des accidents. Je me suis expliqué déjà sur les accidents produits par l'abus de l'eau minérale en boisson, et il me reste seulement à parler des bains, qui présentent des inconvénients moins fréquents, mais non moins graves parfois, comme le prouve le fait que voici :

En 1837 ou 1838, je rencontrais à Uriage un vieux curé qui racontait à tout le monde que les eaux de cette localité lui avaient sauvé la vie; qu'il y avait été envoyé en désespoir de cause, dix ou douze ans auparavant, pour des congestions pulmonaires plusieurs fois accompagnées d'abondants crachements de sang, et par lesquelles il avait été réduit à l'état le plus misérable; que son premier traitement thermal lui avait rendu la santé, et que depuis cette époque, en venant chaque année *faire sa saison*, il n'avait plus eu que des ressentiments insignifiants de sa maladie antérieure. Mais un jour je fus appelé chez lui en toute hâte : Il avait perdu connaissance dans son bain, après avoir eu seulement le temps d'appeler par sa sonnette les gens de service. Je le trouvai dans son lit, depuis quelques moments, toujours sans connaissance, sans pouls et sans aucun signe de sensibilité. Toutefois, je parvins à le rappeler à la vie, et trois ou quatre jours plus tard il ne lui restait plus que le souvenir de cet accident, causé par une congestion pulmonaire du genre de celles qu'il avait autrefois éprouvées. Alors il voulut recommencer son traitement, parce qu'il n'avait pris que la moitié du nombre de bains qu'il prenait chaque année, et qu'il craignait, s'il ne continuait pas, de voir reparaître sa maladie. Je tâchai de lui faire comprendre qu'il avait été fort heureux d'obtenir par les bains d'Uriage un résultat que l'on ne saurait, à beaucoup près, toujours en attendre ; que si son expérience des effets antérieurs légitimait sa persévérance à y revenir tous les ans, le retour de sa congestion pulmonaire, dans le bain même cette fois, était un avertissement suffisant pour qu'il s'arrêtât cette année et ajournât la reprise du traitement à l'année suivante. J'eus beau faire, j'eus beau prêcher mon vieux curé, tout ce que je pus obtenir, ce fut une transaction par laquelle il s'engageait à ne plus prendre que trois bains, à les prendre avec toutes les précautions que je lui conseillerais et à partir ensuite. Les trois bains furent pris sans accident. Encouragé par ce succès, le malade en prit un quatrième, et dans celui-là, par une fatalité singulière, il fut de nouveau frappé par une congestion violente. Je fus appelé et j'arrivai immédiatement à son secours, mais cette fois en vain : tous mes efforts ne purent ranimer un instant sa vie.

Je pourrais citer d'autres faits puisés dans ma pratique d'Uriage ; et si je faisais appel à mes collègues, bien d'autres stations thermo-minérales fourniraient leur contingent de faits analogues ; mais les exemples que je viens de rapporter me paraissent suffisants pour prouver les inconvénients et les dangers de la liberté absolue dans l'usage des eaux minérales. Cette liberté ne peut-elle donc, ne doit-elle pas être limitée, dans l'intérêt de ceux dont elle compromet la santé ou la vie même ?

Est-ce que la police n'est pas chargée de protéger contre leur imprudence les amateurs de bains froids, en interdisant l'usage de ces bains dans les lieux reconnus dangereux? Est-ce qu'elle ne protége pas, autant qu'elle le peut, contre le suicide, les malheureux qui cherchent un refuge dans la mort, les insensés qu'entraînent des conceptions délirantes? Est-ce qu'on n'interdit pas aux parents ou aux amis qui vont visiter des malades dans les hôpitaux, de leur porter des aliments ou des boissons de nature à compromettre ou à retarder leur guérison? Pourquoi donc alors, près des eaux minérales, laisser à tous une liberté d'user et d'abuser, qui produit souvent de déplorables conséquences?

Objectera-t-on qu'il y a lieu du moins de faire une distinction, parce que les diverses sources minérales présentent sous ce rapport des conditions fort différentes; que si quelques unes peuvent offrir de sérieux dangers à ceux qui en feraient usage sans être guidés par une direction éclairée, il ne saurait en être de même des autres? Ce serait une grande erreur que de penser ainsi : car si certaines eaux peuvent paraître fort innocentes par leur composition chimique, toutes peuvent devenir dangereuses par la manière dont on les emploiera. Il suffit que l'on fasse usage de ces eaux en douches ou en bains d'une température un peu trop élevée, ou parfois un peu trop basse, pour que l'on soit exposé, dans certaines conditions morbides, à des accidents plus ou moins fâcheux : est-ce le malade qui saura juger ces conditions? Il suffit que des douches, quelle que soit la nature du liquide, et même sa température, soient dirigées avec un peu trop d'énergie ou de persistance sur un organe souffrant, pour qu'il en résulte parfois des conséquences très-regrettables, comme j'en ai vu plus d'un exemple : est-ce le malade encore qui appréciera ce qui doit être fait à cet égard? Il suffit que des bains soient pris même dans une eau peu susceptible de produire sur l'organisme une vive impression, soit par ses principes constituants, soit par sa température, pour que certaines personnes, disposées aux congestions cérébrales ou aux congestions pulmonaires, éprouvent aussitôt des symptômes menaçants, si par des précautions spéciales on ne s'est pas mis à l'abri contre toute éventualité fâcheuse. Il suffit que quelques verres, parfois même quelques demi-verres d'une eau minérale modérément active soient bus par un malade atteint de tubercules pulmonaires, dont il ne se doute pas le plus souvent, pour que l'on puisse voir survenir des crachements de sang ou d'autres phénomènes morbides plus ou moins graves.

Dans tous ces cas, pour n'en point citer davantage, le malade peut-il connaître le danger ou les inconvénients auxquels il s'expose, peut-il même soupçonner ce danger, quand la loi, quand le réglement affiché dans l'établissement lui donne le droit d'user des eaux à sa volonté, sans permission ni ordonnance de médecin? Peut-il soupçonner que l'autorité qui veille à la sûreté des citoyens, l'invite en quelque sorte à compromettre sa santé ou sa vie, en employant sans précaution, sans conseils autorisés, un remède qu'elle doit considérer comme innocent, puisqu'elle donne à tous, aux ignorants comme aux gens éclairés, le droit d'en user à discrétion et en toute liberté?

Sans doute, et je m'empresse de le reconnaître, il est des eaux beaucoup moins dangereuses que d'autres, au point de vue du libre usage permis au public. Mais toutes, je le répète, et on le comprendra, j'espère, par les simples indications que je viens de donner, toutes peuvent être dangereuses en raison de la manière dont on les employe, ou des circonstances dans lesquelles on y a recours. Il y a donc un grave péril à donner au public une liberté dont il n'est que trop disposé, non-seulement à user avec plus ou moins de discernement, mais à abuser de la façon souvent la plus déplorable.

Près de certaines eaux, en effet, on voit une foule de gens qui commettent des excès parfois à peine croyables, les uns par bravade ou par imitation; d'autres, et en grand nombre, parce qu'ils espèrent ainsi terminer plus vite leur traitement ; d'autres parce qu'ils sont las de souffrir, qu'ils n'ont pas la patience d'attendre un résultat trop lent à se produire, à leur gré, et qu'ils veulent *en finir d'une manière ou d'une autre*, comme ils disent, ce qui fort souvent n'aboutit qu'à empirer les maux antérieurs. Si l'on cherchait bien, on y trouverait aussi parfois des parents qui font le même raisonnement à l'égard de leurs enfants depuis longtemps malades, et qui, las d'avoir à les soigner, veulent *en finir d'une manière ou d'une autre*, sans s'inquiéter de savoir si, avec un peu plus de temps et de soins, ils ne pourraient pas arriver sûrement à un résultat heureux. Dans tout ce que je dis là, il n'y a point de suppositions ; c'est ce que j'ai vu de mes yeux, entendu de mes oreilles. Et pour les victimes de ces folies ou de ces méfaits, il n'y a point de protection.

Serait-il donc si difficile d'imposer aux établissements d'eaux minérales l'obligation de ne donner l'eau de leurs sources en boisson, en bains ou en douches, que sur la prescription formelle et précise d'un homme de l'art, non pas d'un médecin exclusif, de l'inspecteur, comme cela se pratiquait autrefois, mais simplement d'un médecin, dont la signature connue dégagerait à la fois et la responsabilité de l'établissement et celle de la société?

Sans doute on me répondra que les faits que je viens de citer sont des faits exceptionnels, qui ne sauraient se présenter fréquemment et que, pour quelques faits malheureux, la liberté et le progrès ne sauraient s'arrêter dans leur marche. Mais il y a la liberté féconde et la liberté funeste, le progrès en avant et le progrès à reculons. Pour mon compte, tout en croyant être fort libéral, j'avoue que je ne ne suis pas partisan des libertés qui présentent de grands dangers, qui produisent des maux nombreux, et qui ne me paraissent offrir aucun avantage réel soit à la société, soit aux individus. J'ai démontré le danger de celle-ci : je me demande où sont ses avantages et qui peut en attendre un bénéfice sérieux. Sert-elle les intérêts des malades et, par suite, ceux du pays et de l'humanité ? Sert-elle du moins ceux des établissements thermaux ? Elle ne sert, comme je vais le montrer, ni les uns ni les autres. Le seul résultat qui m'ait paru jusqu'à présent produit par l'article 15 du décret de 1860, c'est qu'un plus grand nombre de malades se sont dispensés de consulter les médecins des stations thermales et ont cru pouvoir se diriger eux-mêmes dans leur traitement. C'était tout naturel : du moment que l'autorité protectrice de tous les citoyens leur disait qu'ils pouvaient, en toute liberté, user des eaux à leur gré, ils en ont conclu que cet usage ne pouvait offrir pour eux aucun péril.

Or voici, à cet égard, ce que je puis dire, et l'on m'accordera du moins, j'espère, que j'en parle avec désintéressement, dans ma position actuelle. Sans doute les faits du genre de ceux que j'ai cités tout à l'heure, sans être rares, ne sont pas très-communs ; mais ce qui est beaucoup plus commun, c'est que les gens qui se traitent ainsi ne retirent de leur séjour aux eaux d'autre résultat que d'être ensuite un peu plus malades qu'avant, ou au moins qu'ils se retrouvent après comme devant, et qu'ils ont ainsi perdu et le temps et l'argent qu'ils avaient dépensés dans l'espoir de se guérir. Pour les faits de cette espèce, ils sont très-fréquents et l'on peut en observer un grand nombre dans toutes les eaux. J'ai eu à traiter, dans les deux dernières années, deux malades de cette catégorie, assez remarquables par leur persévérance et leur franchise pour qu'ils méritent l'honneur d'une mention. L'un de ces malades venait pour la quatrième année, l'autre pour la cinquième, et ne se trouvant pas plus avancés qu'au premier jour, tandis qu'ils avaient vu guérir des affections analogues, mais plus régulièrement traitées, ils ont eu l'un et l'autre la bonne foi, vraiment exemplaire, de s'avouer que c'était peut-être leur faute et de se décider à réclamer les conseils médicaux. Il en est résulté qu'ils ont été guéris, et je ne promettrais pas toujours le même succès en pareil cas, l'un après cinq, l'autre après six ans de traitement, tandis qu'il auraient dû l'être dès la seconde année. J'en ai vu ainsi quelques-uns qui ont su réparer leurs torts par une tardive expiation. Mais combien d'autres, à ma connaissance, n'ont pas eu cette franchise et ce bon sens et se sont bornés à accuser les eaux de l'insuccès ou des malheurs qui n'étaient dus qu'à leur imprudence ou à leur folle présomption.

Indépendamment des mécomptes ou des accidents produits par l'abus et l'usage intempestif ou mal dirigé des eaux, il est d'autres mécomptes très-fréquents aussi, peut-être les plus fréquents de tous, ce sont ceux qui résultent de l'insuffisance ou de la trop courte durée des traitements. Des pratiques routinières, instituées dans un temps où le merveilleux jouait un très-grand rôle en cette matière, avaient habitué les malades à consacrer une saison de vingt-un jours, et même moins en certains lieux, à leur guérison. La croyance aux vertus surnaturelles des sources pouvait seule faire espérer de grands résultats par une telle manière d'agir, contre des affections constitutionnelles et aussi difficiles à modifier que la scrofule, par exemple, ou des états dartreux invétérés et fortement caractérisés. Depuis un certain nombre d'années, des efforts persévérants ont produit dans ces malheureuses habitudes une importante modification, déterminé beaucoup de malades à faire des cures de convenable durée et, par suite, amené dans les effets des traitements thermaux une amélioration considérable. Mais avec la liberté absolue donnée aux malades et qui les pousse à se traiter sans conseils de médecin, on verra bien vite décroître cette amélioration, j'en suis convaincu. Le bon sens n'est pas toujours la faculté dominante dans l'esprit humain, et déjà, je le sais par expérience, bon nombre de malades disent : *je ne consulte pas, parce que le médecin me ferait rester plus que je ne veux.* Ils ne considérent pas qu'ils ont ainsi toutes chances de perdre complétement le traitement auquel ils se livrent, souvent même d'aggraver leur état, en donnant à la maladie une impulsion nouvelle par cette médication insuffisante. Ils ne soupçonnent même pas, dans leur ignorance naïve des conditions et de la marche des maladies, la possibilité de pareils revers. Puis, quand ces revers sont arrivés, ils maudissent les eaux, comme je le disais tout à l'heure, car le plus souvent ils ne savent pas ou ne veulent pas reconnaître leurs torts.

Quels sont donc, encore une fois, les avantages d'une pareille liberté ? Dira-t-on que certains malades se trouvent bien de ces traitements inconsidérés? Sans doute, cela s'observe parfois, comme on voit des joueurs gagner à la loterie ou à la roulette. Cela est-il un peu fréquent? J'ai tout lieu d'en douter, et surtout je doute fort que l'on obtienne souvent ainsi des résultats importants. Je n'ai eu que bien rarement l'occasion d'en constater.

Aussi, pour moi, d'après tout ce que j'ai pu voir ou apprendre dans une longue carrière de pratique aux eaux minérales, sous le régime de la liberté, je le déclare hautement, ce régime m'a paru mauvais pour les malades, sous le rapport de leurs intérêts pécuniaires, comme sous le rapport de leur santé, attendu que s'ils retirent parfois des avantages de ces traitements mal dirigés, ce ne sont généralement que des avantages peu importants, incomplets et momentanés, tandis qu'il en résulte plus souvent des inconvénients sérieux, quelquefois de véritables dangers, et même des malheurs très-graves dans certains cas. Je le repousse donc de toutes mes forces, au point de vue de l'humanité et des intérêts du pays.

Est-il au moins utile aux intérêts des établissements thermaux. Et, d'abord, je dois dire, quoique je n'aie, en vérité, nul besoin de le dire, qu'il ne saurait entrer dans ma pensée de mettre en balance avec les intérêts du pays et de l'humanité ceux des établissements thermaux, dont les propriétaires, j'en suis bien convaincu, partageraient tous mon sentiment à cet égard. Mais je suis d'autant plus à mon aise sur ce point, que les intérêts matériels des établissements me semblent se confondre entièrement avec l'intérêt général. En effet, une première conséquence de ce régime, c'est que les traitements faits en dehors de toute direction médicale sont presque toujours des traitements écourtés. Ce n'est qu'à grande peine, fort souvent, et à force de raisonnements et d'instances, que le médecin peut obtenir de ses malades la durée du séjour aux eaux qu'il juge nécessaire. Si vous supprimez le médecin, il est parfaitement certain que vous supprimez, dans presque tous les cas, une partie plus ou moins importante du traitement. D'où perte immédiate et considérable dans le nombre des bains et surtout des douches, etc., délivrés au public. Mais il y a là, pour les stations thermales, une cause de perte bien autrement grave. De même que les guérisons obtenues dans une année se traduisent, l'année suivante, en une augmentation de la clientèle, de même l'absence des résultats et surtout les mauvais effets produits par des traitements trop courts ou insuffisants par leur durée et exagérés dans leur activité, se traduisent en une diminution du nombre des clients pour l'avenir. Les établissements éprouvent donc nécessairement, par cette cause, des pertes considérables, et seront exposés à en éprouver de bien plus graves encore si cet état de choses n'est pas modifié.

Le décret de 1860 est de date trop récente pour que ses effets aient pu complètement se produire, et le mouvement de villegiature, de plus en plus prononcé depuis dix ou douze ans, qui pousse, chaque été, des foules nouvelles vers les eaux minérales et les bains de mer, est trop considérable pour que les établissements thermaux aient pu ressentir, quant à présent, les conséquences dont je viens de parler. Mais l'influence du décret ne pouvait échapper aux médecins de ces établissements. Aussi, plusieurs ont-ils déjà signalé l'augmentation très-notable du nombre des malades qui croient pouvoir se passer de conseils médicaux et qui se traitent de maladies graves parfois, souvent au moins difficiles à guérir, d'après leurs propres inspirations, d'après les avis inintelligents de leurs amis ou connaissances, ou tout simplement en faisant ce qu'ils voient faire à d'autres, dont les conditions de santé sont fort différentes. Pour mon compte, j'ai pu voir cette tendance se développer d'une manière bien sensible dans les deux dernières années, et surtout dans la dernière, et j'en ai gémi comme d'un malheur public.

C'est un malheur, en effet, fort sérieux, et par le mal qui résulte de là pour beaucoup de gens, et par le bien qui aurait dû être obtenu par beaucoup d'autres et qui ne l'est pas, et par la dépréciation des eaux minérales que cette situation constate et doit aggraver de plus en plus. Du moment qu'on croit pouvoir se traiter par les eaux sans être guidé par les avis d'un médecin, c'est le plus souvent qu'on a une faible opinion de la puissance et de la vertu des eaux; et c'est précisément cette opinion fâcheuse que le décret de 1860 tend à développer et à faire prévaloir, au grand détriment des malades, qui négligeront de recourir à un remède d'une remarquable efficacité, ou qui l'employeront de manière à ce qu'il produise fréquemment plus d'inconvénients que d'avantages; au grand détriment du pays, qui verra s'amoindrir ainsi une ressource d'une haute valeur pour la santé publique, et qui verra diminuer, dans la même proportion nécessairement, la clientèle de malades étrangers qu'attirait en France la renommée de nos sources.

J'ai appris par une longue expérience toute la puissance des eaux minérales. Pour beaucoup de maladies chroniques, elles sont la plus précieuse, souvent l'unique ressource; et, en raison de la multiplicité et de la diversité de leurs applications, comme de l'importance de leurs effets, aucune autre médication ne saurait leur être comparée. Ce n'est pas, comme certaines personnes paraissent le croire, à l'influence du changement de lieu, du changement d'habitudes, de la distraction, etc., que les principaux effets des eaux peuvent être attribués. Sans doute, il est des cas où ces circonstances hygiéniques nouvelles peuvent jouer un grand rôle, particulièrement ceux où l'organisme souffre de ce qu'on peut appeler le mal des grandes villes, où le besoin de respirer et d'agir au grand air semble être le premier besoin. Sans doute aussi, il est des eaux peu actives par elles-mêmes et où les conditions accessoires peuvent expliquer une bonne part des résultats. Mais pour le plus grand nombre de nos sources, il n'en est nullement ainsi. Là, les influences hygiéniques ne jouent qu'un rôle secondaire généralement dans les guérisons; souvent même la vie trop agitée que l'on mène actuellement dans beaucoup d'établissements thermaux, y est, pour les malades, plus nuisible qu'utile; et, il faut bien le reconnaître, c'est aux eaux elles-mêmes, aux eaux seules que l'on doit faire honneur de la plus grande partie des bénéfices qu'on y obtient. Aussi, les hommes qui les ont étudiées avec soin et pratiquement, sont-ils unanimes à proclamer leur puissante efficacité.

Mais les grands bienfaits des eaux minérales ne s'obtiennent généralement qu'à une condition, c'est qu'elles soient appliquées avec discernement et avec prudence. Lorsqu'il n'en est point ainsi, elles donnent lieu souvent, au contraire, à de déplorables résultats, comme je l'ai montré tout à l'heure; et, tout en proclamant qu'elles rendent de grands services à l'humanité, je suis obligé de reconnaître qu'elles font aussi beaucoup de mal, par suite de la manière dont on en use et on en abuse. J'ai donc peine à comprendre comment on a pu les traiter comme un médicament sans conséquence, en livrant les sources à la discrétion du public et lui donnant le droit de se médicamenter ainsi à outrance, sans conseil et sans contrôle. Il faut évidemment que l'autorité ait été induite en erreur à cet égard, et j'appelle de tous mes vœux un examen nouveau de la question. Une enquête faite avec soin permettrait à l'administration de juger si l'article 15 du décret de 1860 doit être maintenu, ou si, au contraire, l'usage des eaux, comme traitement, devrait être subordonné à la prescription formelle d'un médecin, et réglé, pour ses détails, d'après les indications formulées dans cette prescription.

A mes yeux, il y a là une question grave d'intérêt public et d'humanité, qui touche surtout aux intérêts sanitaires des classes peu aisées et peu éclairées. Mais l'état de choses actuel ne compromet pas moins sérieusement les intérêts réels des stations thermales elles-mêmes. Aujourd'hui, certains propriétaires d'eaux minérales peuvent se faire illusion et, séduits par le prestige de la liberté, éblouis par le succès du moment, ne pas apercevoir le danger qui les menace dans l'avenir. Actuellement, en effet, la mode et les tendances de notre époque leur fournissent sans cesse des recrues nouvelles : clientèle du plaisir autant que de la nymphe des sources salutaires; femmes nerveuses qui passent la moitié de leur vie à se rendre malades et l'autre moitié à se faire traiter; gens de toute sorte qui demandent la santé, mais recherchent surtout les jouissances de la vie des eaux, et par cela même compromettent souvent leur santé au lieu de l'améliorer; clientèle peu sérieuse et peut être plus capable, en définitive, de discréditer les sources minérales que de contribuer à leur renommée. Si à cela vous joignez, dans beaucoup d'autres cas, l'absence d'une direction éclairée et tous les inconvénients du *libre traitement*, il est fort à craindre que, dans un avenir plus ou moins rapproché, les établissements, si prospères aujourd'hui, ne soient exposés à déchoir gravement.

Mais l'article 15 du décret précité me paraît devoir être envisagé sous un autre point de vue, bien plus grave encore. La liberté donnée aux malades de faire usage des eaux comme bon leur semble, c'est évidemment aussi la liberté donnée aux établissements thermaux de traiter toutes les maladies qui viennent frapper à leur porte, sans que la médecine ait rien à y voir; par conséquent, c'est la liberté donnée à tout propriétaire, fermier ou régisseur d'une source minérale, et quelle que soit, d'ailleurs, son ignorance en pareille matière, de faire boire ses eaux, ou de les laisser boire, ce qui revient au même pour le résultat, alors même qu'elles sont contre-indiquées et susceptibles de produire des accidents redoutables, peut-être mortels quelquefois; de les administrer sous toutes les formes, en bains, en douches de toute espèce et de toutes les températures possibles, dans des circonstances même où de pareils moyens peuvent être fort dangereux (1). Et cette liberté, comment les régisseurs des sources n'en useraient-ils pas ? Puisqu'on la leur donne, ne sont-ils pas autorisés par cela même à la considérer comme sans danger ? Et savent-ils, d'ailleurs, sont-ils tenus de connaître la nature des maladies et les inconvénients ou les dangers possibles de pareilles médications ? Nullement ; aussi je ne leur en fais pas un reproche. Ils ne sauraient apprécier les indications ou contre-indications, et n'ont pas à se prononcer sur ce point ; ou si le malade leur demande conseil, comme ils ont constaté la puissance du remède dont ils disposent et son efficacité remarquable dans beaucoup de cas, ils peuvent se laisser entraîner avec une entière bonne foi par l'enthousiasme qu'il leur inspire et le croire bon en toute circonstance.

Mais un principe étant posé, viennent les conséquences. Du moment que l'on autorise les malades à faire usage des eaux *sans permission ni ordonnance de médecin*, des eaux, qui constituent une médication puissante, efficace ou dangereuse suivant la manière dont on l'emploie ; du moment que, par une conséquence nécessaire, on donne ainsi aux régisseurs des établissements d'eaux minérales le droit, qu'ils n'ont acquis par aucun diplôme, de médicamenter à

(1) Que l'on ne m'accuse pas d'exagérations ou de suppositions. Je n'avance rien qui ne s'appuye sur des faits. Les malades sentent fort bien qu'ils ne peuvent faire usage des eaux sans s'être au moins renseignés sur la manière de les employer. S'ils ne consultent pas le médecin, ils s'adressent au régisseur de l'établissement, s'ils en ont l'occasion ; si le régisseur a la prudence de ne pas leur donner de conseils, ils s'adressent aux autres malades qu'ils supposent plus expérimentés qu'eux mêmes, ou encore aux garçons de bains et aux autres employés inférieurs de la localité. Et c'est ainsi que beaucoup de gens font un traitement aux eaux minérales.

discrétion les malades qui viennent réclamer l'emploi de leurs eaux, comment pourrait-on refuser aux mêmes malades le droit d'aller également prendre dans une pharmacie, sans ordonnance de médecin, tous les remèdes qu'ils croient leur convenir; comment refuserait-on au pharmacien, qui peut au moins s'appuyer sur ses études et son diplôme, le droit de délivrer, sans ordonnance de médecin, les médicaments qui lui seraient demandés ? La liberté donnée dans le premier cas doit logiquement conduire à la liberté dans le second. Aussi un certain nombre de pharmaciens l'ont bien compris et réclament la liberté de préparer, débiter ou vendre quelque médicament que ce soit, sous la garantie de leur diplôme et sous leur propre responsabilité. Et par quelle raison repousserait-on leur demande, si l'on maintient l'article 15 de ce décret? Dirait-on que les médicaments pharmaceutiques sont beaucoup plus dangereux que les eaux minérales ? Mais les quelques exemples que j'ai cités plus haut me semblent suffisants pour montrer que la différence n'est pas grande, sous ce rapport, et que, par un emploi intempestif et exagéré de ces eaux, on peut arriver, et l'on est arrivé déjà dans un certain nombre de cas, à des accidents aussi graves, qu'on aurait pu le faire par les drogues pharmaceutiques. Si l'on ne tient pas compte de ces accidents lorsqu'il s'agit des eaux minérales, pourquoi en tiendrait-on compte à l'égard de la pharmacie ? Aussi a-t-on dit déjà qu'un projet de décret était à l'étude, sur la liberté de la pharmacie, conséquence logique, je le répète, du principe posé dans l'article 15 du décret de 1860.

Mais une première conséquence en entraîne souvent beaucoup d'autres. Si l'on donne au pharmacien le droit de vendre ou d'administer, sans prescription d'un médecin, ses médicaments à quiconque les demandera, c'est lui donner implicitement le droit d'exercer la médecine, sans qu'il ait qualité pour cela. Il faut bien le reconnaître, déjà aujourd'hui beaucoup de gens sont convaincus que le pharmacien, qui prépare les médicaments, doit savoir, aussi bien et peut-être mieux que le médecin, les usages auxquels ils conviennent; et trop de plaintes ont été formulées, par des médecins contre des pharmaciens, qu'ils accusaient d'usurper les droits du corps médical, pour que l'autorité ne soit pas bien avertie à cet égard.

Or, du moment que, de par la loi, le pharmacien n'aurait plus besoin d'une ordonnance de médecin pour délivrer toute espèce de médicaments, du moment qu'il pourrait, sous la seule garantie de son diplôme et sous sa responsabilité, vendre au public toutes les substances contenues dans son officine et toutes les préparations pharmaceutiques, son importance s'accroîtrait singulièrement.

Les personnes qui pensent, comme je le disais tout à à l'heure, que celui qui prépare les médicaments doit en connaître parfaitement les applications, verraient dans ce changement apporté à la loi la confirmation complète de leur opinion; et beaucoup d'autres, qui sont disposés · partager cette opinion, mais qui jusque aujourd'hui conservaient encore des doutes sur la capacité du pharmacien, pour apprécier la nature et les conditions des maladies, cesseraient d'avoir le moindre doute. Pour une foule de gens donc, le pharmacien deviendrait par cela même médecin, et ces gens-là n'auraient garde d'aller consulter d'abord le médecin, pour obtenir de lui une ordonnance qu'ils devraient ensuite porter chez le pharmacien. Ils trouveraient beaucoup plus économique, et partant plus rationnel, de s'adresser uniquement et directement à ce dernier, pour lui demander le remède convenable à leurs maux. Et bientôt on pourrait voir, dans un bon nombre de localités, le pharmacien pratiquant la médecine beaucoup plus que le médecin lui-même.

Ce que je viens de dire n'est nullement une accusation contre le corps éminemment estimable des pharmaciens. Je suis parfaitement convaincu qu'ils sont animés des meilleures intentions ; mais ils auraient beau vouloir ne pas sortir de leurs attributions, ils y seraient forcément entraînés par les nécessités du commerce et par la crainte de perdre leurs clients, s'ils refusaient de leur donner les remèdes demandés, comme j'en ai été moi-même témoin, et bien d'autres sans doute ainsi que moi, sous le régime même de la législation actuelle. La médecine serait-elle donc mieux pratiquée, quand elle le serait par des hommes qui n'auraient fait aucune étude médicale?

Enfin une dernière conséquence, que MM. les pharmaciens ne semblent pas avoir prévue, et que les médecins aussi ne paraissent pas soupçonner, mais qui découle du même principe posé dans le décret de 1860, la liberté absolue pour les malades de se traiter comme bon leur semble, c'est que le fabricant de produits chimiques, le droguiste, qui fournissent aux pharmaciens les matières premières de leurs officines, devraient avoir le droit de vendre ces substances en détail comme ils les vendent en gros, et par conséquent de faire de la pharmacie, si le public allait leur en demander, ce qui ne manquerait pas d'arriver, et, je puis dire, ce qui est arrivé maintes fois déjà; c'est que l'épicier lui-même, qui vend aussi certaines de ces substances en gros, deviendrait pharmacien à son tour, sans avoir besoin pour cela d'un diplôme ; c'est que le premier venu, rebouteur, médicastre sans titre et sans connaissances médicales, aujourd'hui praticien de contrebande, serait demain médecin ou chirurgien, de par la volonté des malheureux que leur crédulité lui livrerait ; c'est qu'ainsi, la pharmacie comme la médecine tombant dans le domaine public, il serait permis à tous, sans titre ni capacité, de se faire médecins ou pharmaciens, et que nous entrerions alors complétement dans le beau-idéal de la liberté, ou plutôt de l'anarchie médicale et pharmaceutique qui règne en Angleterre.

Mais, me dira-t-on, les partisans de la liberté pharmaceutique n'ont demandé que la liberté sous la garantie du diplôme, et il y a loin de là au tableau que vous venez de présenter. Je sais très-bien qu'ils n'ont pas demandé tout cela : ils n'avaient garde de le faire. Mais je sais aussi qu'un principe posé dans la législation appelle ses conséquences. Si l'on donne aux pharmaciens le droit de vendre ou débiter leurs médicaments sans prescription d'un médecin, ce qui, j'en ai dit assez pour le démontrer, je crois, mettra implicitement entre leurs mains une bonne partie de la pratique médicale et portera un grave préjudice aux médecins et surtout aux malades, ce ne peut être qu'en vertu du principe qui a donné ou reconnu aux malades le droit de faire usage des eaux minérales comme bon leur semble, et sans ordonnance ni autorisation d'un médecin. Cette liberté dont les malades jouissent aux eaux, pourquoi ne l'auraient-ils pas également chez eux? c'était le premier pas dans la la voie du *libre traitement;* vient aujourd'hui le second pas dans la même voie, par la liberté demandée pour le commerce de la pharmacie. Si cette liberté est décrétée, le reste doit venir de même, toujours au nom de la liberté que doivent avoir les malades de se traiter comme bon leur semble. Si donc, un peu plus tard, on donnait aux droguistes et aux épiciers, au nom de la liberté des malades et de la liberté du commerce, le droit de vendre et débiter des médicaments au détail ou de faire de la pharmacie, les pharmaciens qui auraient préalablement demandé ou accepté le droit de vendre ou débiter des médicaments, sans ordonnance de médecin, et de porter ainsi une atteinte très-grave au diplôme des médecins, seraient-ils fondés à se plaindre qu'on porte atteinte aux droits qui leur sont conférés par leur diplôme?

En résumé, je crois avoir suffisamment démontré, par ce qui précède : 1° que la liberté donnée aux malades de faire usage des eaux sans conseils de médecin est un présent funeste, qui compromet leurs intérêts pécuniaires comme leur santé et les expose, dans un grand nombre de cas, à des inconvénients sérieux et même aux plus graves dangers ;

2° Que ce fâcheux état de choses, qui existait déjà dans certains établissements bien avant le décret de 1860, mais qui paraissait s'amoindrir graduellement et se restreindre à des limites où il n'était pas très-inquiétant, a pris, au contraire, plus de développement depuis le décret dont je viens de parler et tend à s'aggraver chaque jour davantage, à mesure que l'article 15 de ce décret est plus généralement connu ;

3° Que cet article 15 est également nuisible aux intérêts de la santé publique et aux intérêts des stations d'eaux minérales, parce qu'il tend à faire considérer ces eaux comme un remède sans conséquence, à développer ainsi une opinion éminemment fausse et de nature à détourner les malades de cette médication, si précieuse pour eux dans une foule de circonstances, ou à faire qu'ils l'emploient d'une manière inconsidérée et partant, inutile ou dangereuse ;

4° Que, d'ailleurs, le principe contenu dans cet article 15, présente un bien autre danger encore, car il doit nécessairement amener, dans un avenir plus ou moins prochain, une transformation complète et une anarchie très-redoutable dans la médecine et la pharmacie; car, pour donner aux malades la liberté de se traiter à leur gré, dans toutes les conditions de la vie comme ils l'ont déjà maintenant dans les établissements thermaux, il doit logiquement conduire à la suppression de toutes les garanties qui protégent actuellement la santé publique ; car si c'était hier l'inauguration du *libre traitement* aux eaux minérales, demain se sera l'inauguration du *libre traitement* chez soi, c'est-à-dire la liberté donnée aux malades d'aller, sans ordonnance de médecin, prendre dans une pharmacie tous les médicaments dont il leur plaira de faire usage, c'est-à-dire la liberté donnée au pharmacien de médicamenter tout à son aise, en se substituant au médecin; et par la même raison aussi, bientôt après, ce sera la liberté pour tous d'aller prendre des médicaments ou des conseils chez qui bon leur semblera, c'est-à-dire la liberté pour tous de fournir médicaments et conseils à quiconque les demandera.

En effet, je le répète, l'article 15 du décret de 1860, a ouvert une voie qui doit logiquement et graduellement conduire à la liberté pour tous de pratiquer, avec ou sans diplôme, la médecine et la pharmacie. Il est le premier pas dans cette voie, qui aboutit à l'anarchie médico-pharmaceutique de l'Angleterre.

Du reste, certaines personnes je le sais, accueilleraient sans crainte cette éventualité et toutes ses conséquences. Le nom de la liberté exerce un si grand prestige sur beaucoup d'âmes généreuses! mais pour moi qui ai vu de près les résultats funestes de la liberté donnée aux malades, alors même qu'elle est restreinte dans le cercle étroit des eaux minérales, je fais des vœux ardents pour que l'autorité, qui veille sur la santé publique, ne s'engage pas davantage dans une voie malheureuse, et pour que, mieux renseignée, elle mette un terme aux maux qu'engendre le libre usage des eaux minérales.

Pourquoi la société ne s'opposerait-elle pas aux abus déplorables par lesquels tant de personnes compromettent leur santé et leur vie, ou, ce qui est plus grave encore, la santé et la vie de leurs enfants? Par un emploi plus rationnel, il est incontestable qu'on pourrait obtenir des eaux beaucoup plus de bien qu'on n'en obtient et éviter, pour la plus grande partie, le mal qu'elles produisent dans beaucoup de cas : pourquoi donc ne ferait-on pas ici ce qu'on tâche de faire en toutes choses, prévenir le mal et développer le bien?

De l'inspection des eaux minérales.

L'inspection a-t-elle sa raison d'être?

L'administration n'exerce-t-elle pas, dans l'intérêt public, une surveillance active sur les marchés, les abattoirs, etc., pour assurer la *fidélité du débit des denrées*, pour empêcher que des substances alimentaires nuisibles puissent être livrées à la consommation, etc.; sur les fabriques de bonbons, afin d'empêcher que des substances de nature à produire des accidents soient employées pour colorer certains de ces bonbons ; sur les pharmacies, afin de prévenir les inconvénients ou les dangers que présenteraient des médicaments altérés, mal préparés ou impurs et contenant des matières toxiques, par exemple des préparations ferrugineuses contenant du cuivre en proportion suffisante pour déterminer des symptômes fâcheux; n'exerce-t-elle pas également une inspection sévère sur les logements insalubres, pour obliger les propriétaires à reconstruire ou à assainir ceux qui offrent des conditions évidemment défavorables? etc. En Angleterre, même, ce pays où la liberté est poussée parfois jusqu'à l'exagération, comme je le signalais tout à l'heure, on va, dans la police des logements insalubres, jusqu'à interdire au propriétaire lui-même, l'habitation de sa propre maison, lorsqu'elle est jugée nuisible à la santé de ceux qui y demeurent (voy. Dalloz).

Comment dès lors l'administration renoncerait-elle à faire inspecter les eaux minérales, quand nous savons qu'elles sont des médicaments de la plus haute valeur et qu'elles peuvent être compromises ou altérées par tant de causes diverses? Soit par un captage insuffisant et laissant se perdre en grande partie une source minérale, ou laissant s'y mêler des eaux étrangères qui, tantôt, affaiblissent seulement ses propriétés sans influer sur sa nature, d'autres fois l'affaiblissent et modifient plus ou moins gravement sa nature; soit par l'emploi de tuyaux de conduite, pouvant également exercer une action plus ou moins forte sur quelques-uns des principes contenus dans l'eau minérale ; soit par sa réception dans des bassins construits avec des matériaux susceptibles de réagir aussi sur ses principes constituants; soit parce que, dans ses tuyaux de conduite ou dans les bassins et réservoirs qu'elle traverse, elle n'est pas suffisamment protégée contre l'action de l'air; soit parce que sa température trop élevée ou trop peu chaude, au contraire, exige un mélange qui, s'il n'est pas fait convenablement, peut encore modifier sa nature d'une manière plus ou moins fâcheuse; soit par d'autres causes encore ; une source qui passède des propriétés précieuses peut subir des changements considérables et perdre en bonne partie sa valeur thérapeutique, si une surveillance attentive et éclairée n'est pas constamment prête à reconnaître et à signaler ces causes de dépréciation.

On a parlé aussi, et avec raison, des altérations qui pourraient être déterminées par le besoin de suppléer à l'insuffisance d'une source, dans les moments où le public s'y porte en foule et où le volume des eaux pourrait ne plus se trouver en rapport avec le nombre des bains à fournir. Ce ne sont pas seulement des médecins, c'est un honorable propriétaire d'eaux minérales qui demande lui-même pourquoi ces eaux, *qui sont un médicament et souvent des plus énergiques*, ne seraient pas soumises à *la surveillance d'agents nommés par l'État et chargés de s'assurer que, pendant toute la saison thermale, elles restent pures, intactes et ne subissent pas d'altération accidentelle ou volontaire; pourquoi l'État ne désignerait pas un inspecteur ayant mission de veiller, se tenant à la disposition des pauvres, s'assurant que tous les malades sont traités avec les mêmes égards, que l'eau destinée au bain du pauvre est aussi pure que celle donnée au riche.....*

A cela d'autres propriétaires répondent que leur intérêt bien entendu est une suffisante garantie de leur zèle pour tout ce qui touche à la bonne administration de leurs eaux. Mais d'abord l'intérêt bien entendu est loin d'être compris de la même manière par tous les hommes; et l'on a vu des établissements dont la gestion laissait beaucoup à désirer, alors même que les avis et les remontrances des inspecteurs ne manquaient pas à leurs propriétaires. Et puis la plupart des industriels ou commerçants soumis à la surveillance de l'État, n'auraient-ils pas les mêmes droits à demander d'être affranchis de ce contrôle, sous la garantie de leur intérêt bien entendu? D'ailleurs, les eaux minérales sont entre les mains de propriétaires fort divers.

Comme on l'a dit déjà, des départements, des administrations hospitalières, des communes ou des réunions de communes possèdent une partie de ces sources. Dans ces cas-là, elles sont régies soit par des délégués qui peuvent ne pas avoir tout le zèle ou toutes les lumières nécessaires, où bien qui peuvent manquer de liberté et de ressources pour faire ce que réclamerait l'intérêt des malades; soit par des fermiers pourvus du droit d'exploiter un établissement durant un temps limité, et, dès lors, n'ayant d'autre intérêt que celui d'en tirer le plus grand bénéfice possible pendant la période qui leur appartient.

Du reste, si nous pouvions faire ici une revue critique de nos diverses stations d'eaux minérales, soit celles qui sont des propriétés particulières, soit celles qui sont des propriétés collectives, nous y trouverions, certes, bien des choses à reprendre. Ainsi, on pourrait citer tel établissement fort important dans lequel il n'est pas possible de se procurer un bain d'eau douce, alors même qu'on en aurait le plus grand besoin pour combattre les accidents produits parfois par les sources très-actives de la localité; dans lequel il n'y a pas de thermomètres pour régler la température du bain suivant la prescription du médecin; dans lequel enfin d'autres *desiderata* subsistent encore, malgré les réclamations et les instances de l'inspecteur.

On pourrait citer tel autre établissement où l'on avait trouvé plus commode, pour le puisement et la mise en bouteilles des eaux qui s'exportent habituellement, de se placer à une assez grande distance de la source et dans des conditions telles que l'eau ainsi expédiée avait perdu plus de la moitié de ses principes gazeux. Par suite de la désuétude où sont depuis longtemps tombées les dispositions de l'ordonnance du 18 juin 1823, relatives au puisement et à l'expédition des eaux minérales, l'inspecteur n'avait nullement été informé du changement apporté, sous ce rapport, aux habitudes antérieures. Il s'en aperçut cependant, constata l'altération ainsi produite, et adressa ses réclamations à qui de droit. Comme il invoquait l'intérêt des malades, auxquels on expédiait ainsi des eaux dont les propriétés étaient notablement amoindries, et l'intérêt de l'établissement qui devait nécessairement subir un sérieux préjudice, par suite de l'opinion fâcheuse que ces eaux altérées devaient donner de la source d'où elles provenaient, on lui promit de revenir à un meilleur mode de puisement. Cependant un an plus tard l'état des choses n'avait pas changé, et ce n'est qu'après des instances réitérées de l'inspecteur que d'autres dispositions ont pu être obtenues.

Croit-on, après des faits comme ceux que je viens de citer, que l'intérêt particulier des administrations thermales réponde suffisamment de leur zèle à ne rien négliger de tout ce qui touche à la conservation des eaux et à la bonne tenue des établissements ? Croit-on que la présence des inspecteurs y soit inutile, et que ces fonctionnaires ne puissent y trouver l'occasion d'exercer avantageusement leur action, dans l'intérêt de la santé publique comme dans l'intérêt des stations thermales? N'ont-ils pas, d'ailleurs, indépendamment de l'aménagement et de la conservation des sources, à surveiller l'emploi que l'on en fait, c'est-à-dire le service des établissements, à s'assurer que les bains et les douches y sont convenablement préparés et convenablement administrés ; que les eaux n'y sont pas appliquées à des températures absurdes et dangereuses, comme cela n'arrive que trop souvent encore, malgré la surveillance exercée ? N'ont-ils pas à s'assurer que les eaux restent pures, intactes ; que l'eau destinée aux bains du pauvre est aussi pure que celle donnée au riche, comme le demandait l'honorable propriétaire dont je citais tout à l'heure les expressions ?

Certes, nul plus que moi n'est disposé à repousser les soupçons qui ont été si souvent émis sur le compte de certains établissements d'eaux minérales. Depuis vingt-cinq ans, je n'ai cessé de les combattre chaque été. Mais si chaque année ils se sont reproduits avec plus ou moins d'intensité, cela prouve combien dans une partie du public cette idée est tenace et répandue. Une fois même, dans les premières années de mon inspection, j'ai vu ces soupçons prendre un caractère plus sérieux, plus agressif et s'élever presque à la hauteur d'une émeute. Prévenu de ce qui se passait, je n'ai pas fait appel à la force des gendarmes, mais seulement à la force de la raison et de l'évidence. J'ai fait ouvrir toutes les portes, j'ai conduit moi-même jusqu'au point d'émergence de la source les auteurs ou propagateurs de cette émotion qui jetait le trouble dans l'établissement, je leur ai fait constater le volume des eaux en le jaugeant devant eux; et, après leur avoir ainsi prouvé que la quantité d'eau minérale était plus que suffisante pour fournir le nombre de bains et douches que l'établissement donnait chaque jour, j'ai obtenu, pour le reste de l'été, le calme et la cessation des accusations injurieuses. Mais l'année suivante, les mêmes soupçons avaient recommencé à se manifester.

C'est qu'en effet, le public défiant de notre époque, en voyant chaque année grossir la foule qui se porte aux eaux minérales, comprend difficilement que, pendant quelques semaines, au moment où cette foule est le plus considérable, les sources puissent fournir le nombre énorme de bains et de douches délivré chaque jour par les grands établissements. Quoiqu'il en soit, dès que ces soupçons, ces accusations existent et se manifestent avec une énergie qui tend à croître en même temps que l'affluence aux eaux minérales, on doit en tenir compte sérieusement en vue de l'avenir. Et si, malgré la présence des inspecteurs, chargés par l'État de veiller à ce que les intérêts des malades ne soient pas sacrifiés aux intérêts de spéculations privées, de pareilles opinions peuvent se répandre chaque jour davantage, que serait-ce sans inspecteurs? Que serait-ce si l'inspection était supprimée par un décret ? N'aurait-on pas à craindre alors de voir la défiance envers les propriétaires ou les fermiers des sources, prendre des proportions plus graves, des formes plus inquiétantes et exiger bientôt le rétablissement d'une surveillance réclamée peut-être par ceux-là même qui aujourd'hui demandent à en être délivrés ? Où bien n'aurait-on pas à craindre de voir les eaux minérales déjà dépréciées par le décret de 1860, dépréciées encore, et plus sérieusement, par la nouvelle mesure dont on les menace et qui serait pour le public une preuve évidente du peu de cas que fait le gouvernement de ce moyen de traitement, tomber dans une déconsidération profonde ? Ne verrait-on pas alors survenir chez nous ce qui est arrivé en Angleterre depuis le règne de la liberté absolue dans les eaux, les médecins n'ayant plus confiance en une médication privée de la garantie que leur offrait auparavant l'inspection, et n'envoyant plus de malades aux sources minérales, le désert se faisant aux lieux si richement peuplés aujourd'hui, et la France perdant ainsi une des richesses les plus remarquables de son sol, une de ses ressources les plus précieuses pour la santé publique ? Il est vrai que nos malades, ceux du moins qui en auraient les moyens, conserveraient la faculté d'aller chercher la santé dans les eaux d'Allemagne, où il ne paraît nullement, malgré certaines assertions contraires, que l'on ait introduit ou que l'on songe à introduire un régime semblable à celui qu'on nous propose.

Du reste, les partisans de cette liberté ont fini par reconnaître généralement qu'elle ne pouvait être absolue, que l'État ne pouvait se dessaisir de toute surveillance sur les établissements d'eaux minérales. Ils se bornent, pour la plupart, maintenant, à demander que l'inspection actuelle, permanente et sédentaire, soit remplacée par une inspection périodique, départementale, régionale, etc. Mais une pareille surveillance n'offrirait nullement les avantages de l'inspection médicale et permanente. Celle-ci, en effet, sans cesse en contact avec les malades et en position d'apprécier leurs besoins et leurs plaintes, voyant de près et dans tous les détails le service des établissements, peut parfaitement juger les défectuosités qu'il présente, les améliorations qu'il réclame. Elle peut suivre, jour par jour, les variations des eaux, si elles sont susceptibles d'en offrir, soit régulièrement et suivant la marche des saisons, soit par suite des orages, des grandes pluies, etc., et reconnaître la nécessité de travaux pour perfectionner le captage des sources. Elle peut également, en raison de sa surveillance quotidienne, s'assurer à tous moments et avec facilité que les eaux n'ont subi aucune altération et, sans éveiller les inquiétudes du public, le mettre constamment à l'abri de tout dommage à cet égard.

Enfin, et ce n'est pas là une de ses moindres attributions, elle donne aux baigneurs indigents les conseils et les soins que leur état réclame, surveille leur traitement, s'assure que leurs bains sont préparés comme ceux des autres baigneurs et qu'on a pour eux les égards qui leur sont dus.

Voilà les principales fonctions de l'Inspecteur vis-à-vis des malades et de l'établissement, vis-à-vis de l'assistance publique spécialement, dont l'importance, dans beaucoup de stations thermales, est déjà considérable et le devient chaque jour davantage. Je n'ai pas besoin d'insister sur l'utilité des services de ce fonctionnaire ; et je me bornerai à demander si on pourrait attendre de semblables services d'une inspection périodique, allant de temps en temps visiter chaque établissement et constater les conditions où il se trouve. Je n'ai garde de prétendre qu'elle serait sans aucune valeur ; mais elle ne pourrait donner aux indigents les soins indispensables que leur donne l'inspection actuelle; elle ne pourrait également assurer la bonne administration des bains, douches, etc., qui, dans un bon nombre d'établissements, demande une surveillance très-sérieuse; et, quant au reste, elle ne pourrait donner complétement au public la sécurité et les garanties qu'il réclame, alors même qu'elle ferait, dans chaque station d'eau minérale, des visites assez fréquentes durant la saison thermale, et s'y livrerait à des explorations assez approfondies pour qu'une pareille inspection ressemblât singulièrement à celle qui est exercée par les employés de la régie chez les débitants de boissons. Les propriétaires d'eaux minérales seraient-ils bien satisfaits d'un pareil régime et ne regretteraient-ils pas quelque peu alors l'inspection actuelle, dont la surveillance s'exerce inaperçue, dont l'action presque jamais ne peut être blessante et dont la seule présence doit suffire au moins, au moins presque toujours, pour éloigner jusqu'à la pensée d'actes qui pourraient être compromettants pour leurs auteurs.

Mais, par cela même que l'inspection actuelle ne fait pas bruit de son action et qu'elle cherche, dans l'intérêt du public comme dans celui des stations thermales, à assurer la bonne administration des eaux et la bonne tenue des établissements sans se mettre, autant que possible, en état d'hostilité avec les propriétaires, on lui reproche de manquer d'indépendance sous ce rapport et de ne pas faire, pour l'intérêt des malades, ce qu'elle devrait faire. Je ne demanderai pas des preuves à l'appui d'une pareille accusation; je ne répéterai pas non plus les réponses déjà faites à cet égard et démontrant suffisamment que l'on trouverait encore bien moins de garanties d'indépendance chez les médecins libres, qui ne pourraient s'appuyer sur aucune autorité pareille à celle des inspecteurs pour signaler aux propriétaires de sources et les améliorations à introduire et les abus à supprimer. Je ferai seulement remarquer que si l'inspection ne produit pas tout le bien que l'on croit être en droit d'en exiger, on devrait s'en prendre beaucoup moins à l'institution elle-même qu'à la manière dont elle est constituée.

Quels sont, en effet, les pouvoirs de l'inspecteur? Donner des avis, faire des remontrances, réclamer l'exécution des règlements et le renvoi des employés qui manqueraient à leurs devoirs; puis, dans le cas où ses réclamations ne seraient pas écoutées, ou si de graves infractions étaient commises, en référer à l'autorité. Je ne crois pas que, si ce dernier cas se présentait, aucun inspecteur hésitât devant la mission qui lui est confiée. Mais, en dehors des circonstances graves dont je viens de parler et qui ne peuvent être que rares, comme je le disais tout à l'heure, il y a une foule de détails qui ont bien encore leur importance, qui ont même souvent une importance assez grande pour les malades, et dans lesquels, toutefois, l'autorité supérieure ne saurait intervenir. Alors il dépend uniquement de la volonté du propriétaire de faire ou de ne pas faire ce qui lui est demandé. Si l'inspecteur se montre trop exigeant, le propriétaire s'irrite, croit voir de l'hostilité dans les réclamations qui lui sont adressées, et alors la guerre s'établit entre eux; guerre déplorable, car elle nuit aux intérêts de tous également, aux intérêts des malades d'abord, qui ne peuvent plus obtenir les améliorations ou les redressements d'abus sur lesquels ils avaient droit de compter et qui sont ainsi les premières victimes de cette mésintelligence; aux intérêts du propriétaire qui, aveuglé par sa défiance ou son irritation, peut repousser des demandes très-justes et très-utiles pour son établissement; aux intérêts de l'inspecteur enfin, qui, par suite de l'organisation actuelle, n'ayant le plus souvent d'autre perspective que celle de passer sa vie dans la position où il se trouve, peut être parfois entravé dans l'exercice de sa profession et voir son avenir compromis plus ou moins par une telle hostilité.

Afin que son action soit vraiment utile et efficace, il y a donc nécessité autant que convenance pour l'inspecteur, d'agir avec modération et réserve, avec tous les égards dûs aux droits de la propriété, qui, d'ailleurs, comme elle vient de le prouver encore dans cette circonstance, saurait parfaitement les défendre. Sans doute, il peut et il doit résulter de là que des améliorations sérieuses soient lentes à se produire, que les progrès ne marchent pas toujours avec la rapidité désirable; mais cela pourrait être un motif pour modifier à certains égards, comme je le dirai tout à l'heure, les conditions de l'inspection, non pour la supprimer, attendu que les progrès seraient encore bien plus difficilement obtenus, en général, sans son influence.

Enfin, on reproche à l'inspection de n'avoir pas fait, pour les progrès de la science, ce qu'on était en droit d'en attendre ; on lui reproche d'avoir un mode de recrutement qui n'offre pas, sous le rapport des sciences médicales et de l'hydrologie en particulier, toutes les garanties désirables, qui blesse la justice et l'égalité, en élevant à des positions importantes des hommes pouvant offrir, sous d'autres rapports, des titres sérieux, mais n'ayant aucun titre spécial pour les fonctions auxquelles ils sont appelés, au détriment de confrères depuis longtemps engagés dans la carrière. Ce n'est pas d'aujourd'hui que ces critiques sont formulées par le corps médical, et je ne puis en contester la valeur. Mais, sur ce point encore, je dois faire remarquer qu'elles s'adressent à la manière dont l'inspection est constituée et non à l'institution elle-même. Il suffirait donc de la modifier en quelque chose pour réduire à néant les principales et, à mon avis, les seules sérieuses objections qu'on lui adresse.

Déjà en 1845, lorsque le Congrès général des médecins de France se réunit à Paris, parmi les questions qu'il s'était donné la mission d'examiner et sur lesquelles il éprouvait le besoin de présenter des vœux de réforme, se trouvait celle de l'organisation médicale des eaux minérales. Membre de la Commission chargée d'étudier cette question, en même temps que celles relatives à l'assistance publique, etc.; j'ai été appelé, comme rapporteur, à soumettre à l'assemblée le travail auquel nous nous étions livrés et les propositions qui en résultaient. J'ai donc pu apprécier parfaitement l'opinion des médecins venus de tous les points de la France, pour prendre part à ces délibérations, et me convaincre que les propositions de la Commission répondaient complétement à la pensée générale, car elles ont été adoptées intégralement et sans opposition (1) dans les termes suivants :

« Le Congrès émet le vœu :

» 1° Que les médecins inspecteurs des eaux minérales soient tous institués par concours ;

» 2° Qu'ils soient organisés en un corps hiérarchique, où un avancement régulier leur permette de diriger successivement des établissements de différente nature et d'une importance croissante ;

» 3° Que les attributions de ces médecins soient fixées d'une manière précise;

(1) Un seul des membres présents a demandé la parole pour présenter des observations, mais l'assemblée a passé outre sans l'entendre.

» 4° Qu'il soit créé une Commission supérieure et permanente des eaux minérales (2). »

Quelque années plus tard, en 1854, la Société d'hydrologie médicale de Paris chargea une Commission, choisie parmi ses membres, d'étudier toutes les questions relatives à la législation des eaux minérales (protection et conservation des sources, organisation médicale, organisation de l'assistance publique près les eaux), pour signaler à l'administration supérieure les changements et améliorations qu'il paraîtrait important d'apporter à l'organisation actuelle. La Commission appliqua tout son zèle et tous ses efforts à remplir dignement la mission qui lui était confiée, et il me suffira, pour ne laisser place à aucun doute sur ce point, de dire que ses nombreuses séances ont été constamment ou à peu près constamment présidées par M. Mélier, alors président de la Société d'hydrologie. Cette fois encore, j'ai eu l'honneur d'être désigné comme rapporteur, et de présenter à cette Société le travail, aussi approfondi que consciencieux, de ses commissaires. La Société l'adopta et le remit, par les soins de son bureau, entre les mains de M. le ministre de l'agriculture, du commerce et des travaux publics. Je n'ai nullement l'intention de reproduire ici ce travail ; et pour montrer l'esprit qui avait dirigé ses auteurs, je me bornerai à citer, parmi les vœux qui le terminaient, ceux qui s'appliquent à la question dont je m'occupe en ce moment. Voici ces vœux :

» 3° Que l'examen de ces questions (protection, conservation et amélioration des sources) soit attribuée ou bien à

(2) Destinée à juger les difficultés soulevées par des questions importantes, comme celles relatives à la construction des établissements, aux travaux d'amélioration à exécuter pour les sources, etc.

une commission supérieure et permanente des eaux minérales, ou bien au comité d'hygiène qui continuerait à remplir les fonctions de cette commission supérieure, qui serait chargé, d'ailleurs, à ce titre, d'examiner et de juger tous les travaux qui lui seraient adressés par les médecins inspecteurs, sur l'état des exploitations thermales, sur les abus ou les défectuosités qu'elles présenteraient, sur les travaux ou les perfectionnements qu'ils croiraient nécessaires.

» 5° Que les places de médecins-inspecteurs des eaux minérales ne soient désormais données qu'à des hommes ayant fait preuve d'études spéciales et suffisantes dans les diverses branches de connaissances nécessaires à leurs fonctions; pour atteindre ce but, qu'un concours soit institué à l'entrée de la carrière, comme cela se pratique déjà pour un bon nombre de carrières administratives ou scientifiques, pour le recrutement des médecins d'hôpitaux, par exemple; que, d'ailleurs, l'appréciation des travaux ou titres scientifiques antérieurs des candidats soit une des bases des jugements qui désigneront à l'autorité les plus méritants et les plus capables.

» 6° Que les médecins-inspecteurs soient organisés en un corps hiérarchique, où un avancement régulier, basé sur l'ancienneté et la valeur des travaux produits par chacun, leur permette de diriger successivement des établissements de différente nature et d'une importance croissante.

« 7° Que pour cela il soit fait un classement des établissements thermaux, d'après leur importance relative.

» 8° Que les inspecteurs, comme précédemment, soient tenus de veiller à la conservation des sources et à leur amélioration, chargés de tout ce qui importe à la santé publique; mais de plus, qu'ils soient obligés de transmettre au ministre un duplicata de toutes les observations ou propositions qu'ils auront adressées aux propriétaires, quand ces observations ou propositions auront quelque importance, pour que la commission supérieure puisse donner son avis à ce sujet.

» 9° Qu'ils soient tenus d'adresser au ministre, au moins tous les deux ans, à la place des tableaux précédemment exigés, des travaux de recherches ou d'observations sur les sources, sur leur influence physiologique et thérapeutique, sur les améliorations réclamées par les établissements ; en un mot, sur les divers sujets dont l'étude appartient à leurs fonctions.

» 10° Que des mesures efficaces soient prises pour obliger les établissements d'eaux minérales à ne permettre l'usage de ces eaux, sous quelque forme que ce soit, sans la prescription formelle et précise d'*un médecin*.

Je viens de rappeler les vœux émis par le congrès général des médecins français, puis les vœux à peu près semblables qu'exprimait, à une époque plus rapprochée de nous, la société d'hydrologie, dont l'opinion, en raison de la diversité des éléments dont se compose cette société, peut bien être considérée aussi comme reproduisant assez fidèlement l'opinion du corps médical, en même temps que, par la spécialité de ses études et la position d'une partie de ses membres, elle présente les garanties d'une compétence particulière. J'ai cru devoir les rappeler ici, parce que, j'en ai la conviction profonde, ils offrent les bases d'une organisation qui, sans apporter de grands changements à l'état de choses actuel, satisferait complétement les intérêts de l'humanité, les intérêts de la science, ceux du pays et des établissements thermaux, en donnant à l'hydrologie une impulsion sérieuse et féconde, en réalisant un progrès de nature à honorer l'administration qui l'aurait accompli.

Cependant, je dois le dire, l'autorité ne s'est pas montrée complétement indifférente aux pensées et aux désirs qu'ont suggérés au corps médical son expérience et ses connaissances particulières. Elle a cherché à entourer de garanties qui leur manquaient auparavant les nominations de médecins inspecteurs, et, pour cela, elle a investi le comité d'hygiène d'une attribution importante. Il est chargé d'examiner les titres des candidats aux places d'inspecteurs vacantes dans les eaux minérales ; il apprécie les droits de chacun, beaucoup mieux que ne pouvait le faire l'administration, quand elle n'était point éclairée par ses lumières, et présente au choix ministériel ceux qui lui paraissent les plus méritants. C'est là, sans doute, un progrès incontestable, nous devons le reconnaître.

Mais ce n'est pas assez pour amener dans le régime médical des eaux un changement d'une suffisante valeur. N'est-il pas possible de faire mieux encore? Pendant longtemps on a repoussé le concours pour le recrutement des médecins d'hôpitaux, puis on l'a admis avec crainte, et maintenant on s'en applaudit et on tend à le généraliser chaque jour davantage, en raison des bons résultats qu'il a produits, pour les malades aussi bien que pour la science. Pourquoi les indigents, que leurs maux conduisent aux eaux minérales, et qui se pressent par centaines dans certains établissements, ne seraient-ils pas placés sous le même régime médical que ceux de nos hôpitaux? Ne serait-il pas facile, avec les médecins, les chimistes et les ingénieurs du comité d'hygiène, avec les membres de l'Académie de médecine, de constituer un jury de concours devant lequel se présenteraient chaque année les jeunes médecins qui voudraient entrer dans la carrière des eaux minérales? Ne serait-il pas facile de s'assurer ainsi que les hommes sur lesquels s'arrêterait le choix des juges réunissent toutes les connaissances nécessaires pour la surveillance et l'étude des eaux minérales, aussi bien que pour l'étude et la thérapeutique des maladies si diverses dont ils auraient à s'occuper ; qu'ils ont acquis, par le travail et par la pratique, ou par l'observation sérieuse dans les hôpitaux, des habitudes scientifiques qui répondent de leur avenir ?

Si une organisation du genre de celle qu'indiquaient les vœux du congrès médical et de la société d'hydrologie était adoptée, l'administration, par cette mesure, se déchargerait d'une responsabilité pesante et des embarras que lui causent les nominations d'inspecteurs des eaux minérales ; et d'un autre côté, elle s'assurerait par là le concours d'hommes éprouvés et parfaitement en état de contribuer aux progrès de l'hydrologie.

Une fois entrés dans la carrière, les nouveaux élus ne trouveraient pas tout d'abord de grands avantages matériels dans les postes inférieurs nécessairement où ils seraient placés. Mais, moins absorbés par les soins à donner à la clientèle, ils auraient beaucoup plus le temps et le moyen de s'y livrer à des recherches et à des études approfondies, de surveiller leurs malades avec soin, et de se renseigner d'une manière précise sur les résultats immédiats et les résultats consécutifs des traitements thermaux ; en un mot, de recueillir des faits très-complets et des matériaux d'une grande valeur. Ils auraient d'ailleurs, pour exciter leur zèle, le stimulant qui existe dans toutes les carrières et qui manque aujourd'hui à peu près complètement aux inspecteurs des eaux minérales, la perspective d'un avancement qu'ils devraient mériter par les travaux produits, par les services rendus, la certitude de conquérir ainsi, par leurs efforts, des avantages sérieux et une position honorable. Ils cultiveraient avec ardeur le champ confié à leurs soins, et dans bien des cas sans doute ils en tireraient une moisson importante, en mettant en lumière les propriétés précieuses de sources trop peu connues.

Il y aurait ainsi de grands avantages à pouvoir placer, dans les stations d'eaux minérales de toutes les classes, des hommes d'une capacité reconnue et d'une aptitude spéciale. Cependant, il est des stations si peu importantes qu'il serait impossible d'y exiler, même temporairement, un médecin étranger à la localité, et pour lesquelles on pourrait sans grand inconvénient laisser subsister les conditions actuelles.

Avec une pareille origine et une telle organisation, les inspecteurs ne seraient plus exposés à voir contester par des confrères leur utilité et la légitimité de leur titre. Ils ne seraient plus exposés au soupçon de subir l'influence des intérêts de localité ou des intérêts particuliers, et leur présence donnerait au public des garanties propres à dissiper toutes ses craintes. Ils auraient évidemment, et vis-à-vis d'eux-mêmes et vis-à-vis des propriétaires, toute l'indépendance nécessaire pour signaler à l'autorité les imperfections, les abus, que leurs avis, donnés avec bienveillance, n'auraient pu faire disparaître ; pour rectifier les erreurs, parfois considérables, qui se sont glissées dans beaucoup d'analyses de nos sources minérales ; pour faire connaître les avantages et les inconvénients appartenant à chacun des établissements où ils auraient successivement exercé leurs fonctions. Grâce à leur expérience acquise en ces divers lieux, ils pourraient beaucoup mieux juger de la valeur absolue et relative de chaque source, de chaque méthode de traitement, dans les maladies auxquelles on les oppose. Ils pourraient transporter utilement à certains établissements des procédés expérimentés dans d'autres. L'hydrologie, en un mot, ne serait plus bornée, rétrécie par l'isolement et le morcellement de ses applications ; elle s'élèverait à des résultats généraux, à des vues d'ensemble ; elle se développerait en devenant plus positive, au profit des malades et des établissements, au profit de la médecine en général, à laquelle elle pourrait fournir d'importantes lumières, des ressources précieuses, et dont elle deviendrait une branche considérable.

J'en ai dit assez, je pense, pour montrer tous les avantages d'un pareil système, qui, en donnant à l'inspectorat de nos eaux minérales une organisation puissante et féconde, lui assurerait une grande supériorité sur ce qui existe à l'étranger. Mais il faudrait en même temps chercher à améliorer les conditions matérielles de nos établissements, dont un grand nombre laissent, sous ce rapport, beaucoup à désirer. Et pour cela, il ne suffirait pas que les inspecteurs fussent appelés à fournir chaque année un rapport sur les imperfections et les abus qu'ils n'auraient pu faire disparaître. Ne conviendrait-il pas que le comité d'hygiène, après avoir pris connaissance de ces travaux; fût chargé de notifier aux intéressés son opinion sur l'utilité ou la nécessité des réformes demandées, toutes les fois qu'il en reconnaîtrait l'importance? Une pareille intervention ne serait-elle pas de nature à exercer généralement une sérieuse influence sur les propriétaires ou fermiers des eaux, et ne donnerait-elle pas une force considérable aux remontrances jusque-là méconnues. On n'aurait pas à craindre, d'ailleurs, que, stimulés par l'espoir de cet appui, les inspecteurs fussent disposés à tracasser les propriétaires par des demandes abusives, car ils se nuiraient à eux-mêmes, en agissant ainsi, et se compromettraient vis-à-vis de l'administration. Leur action ne pourrait donc être que favorable aux établissements, dont elle développerait la prospérité, dont elle assurerait l'avenir.

Enfin, si l'inspection des eaux minérales était constituée comme je viens de le dire, il serait nécessaire, pour favoriser l'avancement dans un corps dont les degrés inférieurs réclameraient des sacrifices plutôt qu'ils n'offriraient des avantages, il serait, dis-je, nécessaire de fixer une limite d'âge pour la fin de la carrière. Cette mesure, d'ailleurs, par laquelle encore je souhaiterais de voir assimiler les inspecteurs aux médecins des hôpitaux, ne serait pas moins utile pour les inspecteurs eux-mêmes que pour la science, pour les malades et les établissements. L'inspecteur alors pourrait encore rendre de grands services à la science, en recueillant ses souvenirs et en livrant à ses successeurs les fruits de son expérience ; et il trouverait précisément dans les loisirs que lui procurerait la retraite, le moyen d'acquitter cette dette d'honneur plus complétement qu'il ne pouvait le faire durant la vie trop laborieusement occupée que lui imposaient ses fonctions. Il pourrait rendre aussi de grands services privés, en consacrant ses soins à un nombre restreint de malades, qui profiteraient des connaissances amassées dans une longue pratique. Mais, pour lui-même comme pour les autres, il serait fort utile, je crois, qu'à soixante ans il fût déchargé de fonctions qui exigent une trop grande et trop complète activité, pour qu'elles puissent être continuées sans dommage.

Pour finir, je résumerai en peu de mots ce qui me paraît ressortir de cette seconde partie de mon travail.

Il faut à la société une garantie certaine que les eaux ne subissent pas d'altérations fâcheuses, qu'elles sont loyalement livrées au public et qu'on ne laisse pas se perdre, par un captage trop négligemment fait, une partie importante du volume des sources.

Il faut une surveillance habituelle du service des établissements, pour que les bains, les douches, etc., soient convenablement préparés et administrés, pour que les malades ne soient pas exposés à des accidents fâcheux ou graves, par suite de l'incurie ou de l'incapacité des employés; et tout cela n'est pas moins dans l'intérêt du propriétaire que dans celui du public.

Il faut aux indigens un médecin qui leur donne des soins réguliers et bien assurés, qui dirige leur traitement et les protége contre toute espèce d'abus.

Il est donc indispensable de conserver une inspection médicale, chargée de toutes ces attributions, une inspection permanente et sédentaire comme aujourd'hui. La supprimer, ce serait déconsidérer les eaux et porter une grave atteinte à la prospérité des établissements, en même temps qu'aux intérêts de la santé publique.

Mais on reproche à l'inspection actuelle, en raison de son mode de recrutement, en raison des conditions dans lesquelles elle se trouve placée, de ne pas servir suffisamment les intérêts de la science, de ne pas présenter toutes les garanties d'indépendance que réclame sa position, et de blesser les sentiments d'égalité de notre époque. Pourquoi ne la constituerait-on pas d'une manière analogue au service médical de nos hôpitaux, en lui donnant pour origine le concours, pour stimulant une organisation hiérarchique, la perspective d'un avancement régulier, basé sur les travaux produits et les services rendus? Quelles objections sérieuses pourrait-on faire à une pareille institution, qui établirait entre tous les membres de ce corps une émulation active et féconde; qui ferait beaucoup mieux connaître les ressources et les avantages de nos diverses stations thermales, par les études comparatives dont les inspecteurs trouveraient les éléments dans leur passage à travers plusieurs stations successivement; qui servirait ainsi en même temps, et très-puissamment, les intérêts de la science, ceux du pays et des établissements thermaux en particulier?

Ainsi que je vous l'ai dit en commençant, Monsieur le Ministre, c'est avec la pensée d'un devoir à remplir, et sans consulter mes forces, que j'ai pris la plume dans cette circonstance. Je serais heureux si mes efforts avaient pu contribuer à vous faire mieux connaître les résultats funestes de la liberté inaugurée par l'article 15 du décret de 1860; si, d'autre part, ils pouvaient quelque chose pour vous déterminer à maintenir une institution nécessaire, mais en la fortifiant et en la mettant à l'abri de toute attaque, par une réforme qui la rendrait beaucoup plus utile pour la science et l'humanité.

Veuillez agréer, Monsieur le Ministre, l'hommage de la haute considération avec laquelle j'ai l'honneur d'être votre très-humble serviteur,

V. GERDY.

Paris, 1er juin 1864.

Paris. — Imprimerie de E. MARTINET, rue Mignon, 2.

www.ingramcontent.com/pod-product-compliance
Ingram Content Group UK Ltd.
Pitfield, Milton Keynes, MK11 3LW, UK
UKHW022143190726
13855UKWH00003B/1313